Löwenzahn

TARAXACUM OFFICINALE

Wohltuendes aus der Natur

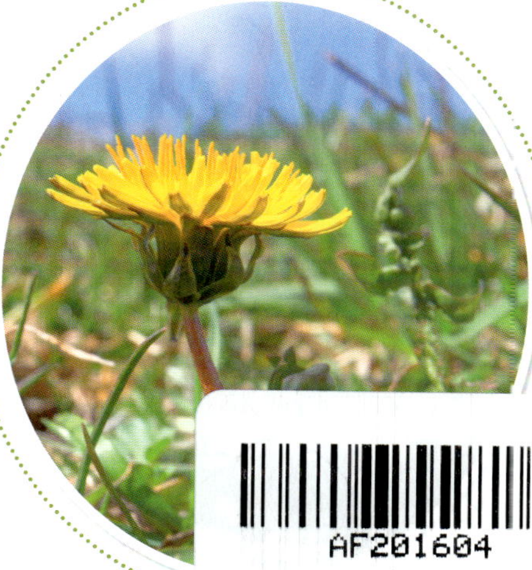

tosa

Inhalt

Vorwort

Unser Haus steht am Rande des Dorfes, fast direkt an einem kleinen Bach. Dahinter liegt ein großer Hof mit vielen Wiesen. So gibt es keinen Nachbarn, der sich darüber beschweren könnte, dass „mein Löwenzahn“ seinen englischen Rasen ruiniert – denn mein Garten ist voll mit Löwenzahn!

Den ganzen, langen Winter über habe ich regelmäßig ein paar Wurzeln ausgegraben und unter Kohlrabi-, Süßkartoffel- oder Pastinakengemüse gemischt. Im Winter schmeckt die Löwenzahnwurzel fast süßlich. Die Blattrosetten mit den winzigen Reißzähnen werden kurz in Olivenöl angebraten oder einfach so zum Salat gegeben.

So haben wir im Winter ausreichend Vitamine und pflanzliche Kohlenhydrate, um gut durch die kalte Jahreszeit zu kommen. Und freuen uns schon darauf, wenn der Löwenzahn, diese unentbehrliche Heilpflanze, im Frühjahr wieder austreibt. Dann ergänzen die zarten, jungen Löwenzahnblätter unseren Speiseplan und sorgen dafür, dass unser Stoffwechsel seinen „Frühjahrsputz“ bekommt.

Geeignete Rezepte hierfür finden Sie im hinteren Teil dieses Büchleins. Lassen Sie sich inspirieren!

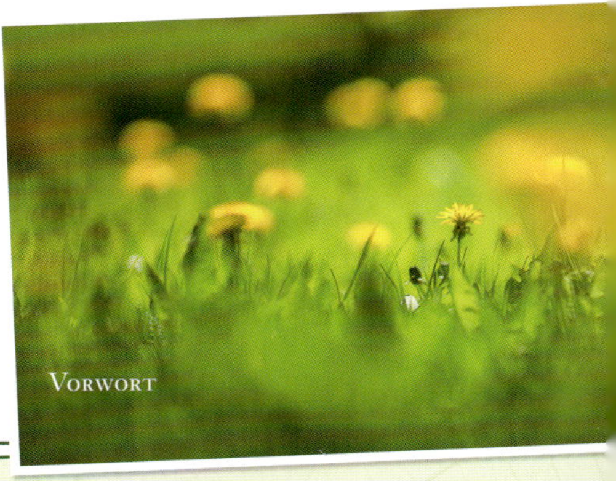

Steckbrief

Wissenschaftlicher Name:
Taraxacum officinale

Volksnamen:
Saurüssel, Hundeblume, Franzosensalat, Kuhblume, Kuhscheiß, Butterstecker, Pfaffenkopf, Marienzahn, Schäfchenblume, Milchdistel, Bettpisser, Pusteblume, Kuhlattich und viele mehr

Familie:
Korbblütler (*Asteraceae*)

Verwendete Pflanzenteile:
Es werden alle Teile des Löwenzahns verwendet.

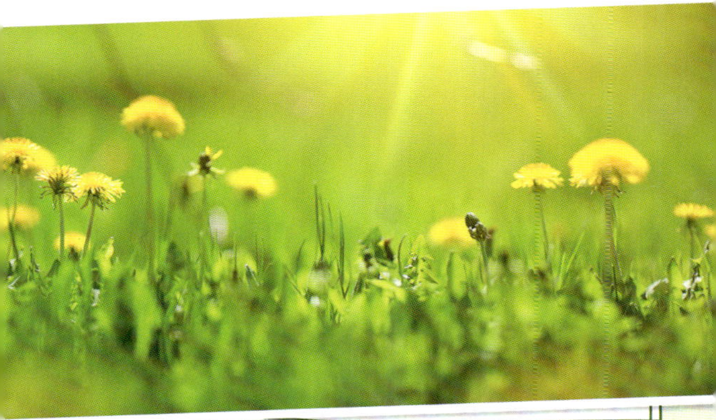

Sammelzeit Blätter und Rosette:
ganzjährig

Sammelzeit Blüten:
April bis Juni und August bis September

Sammelzeit Wurzel:
Frühling und Herbst

Die wichtigsten Inhaltsstoffe:
Vitamine (vor allem C und A), Bitterstoffe (extrem stoffwechselanregend), Triterpene (wirken u. a. gegen Allergien, Leber- und Krebserkrankungen sowie Bluthochdruck), Phytosterine (hemmen u. a. die Cholesterinaufnahme im Darm), Carotine (krebshemmend), Spurenelemente (u. a. Kalzium, Natrium, Kalium, Kieselsäure), Flavonoide (krebshemmend, antiallergisch und entzündungshemmend), Mineralien

Medizinische Anwendung:
Appetitanregend, stoffwechselanregend, entwässernd, krampflösend, gallenflussfördernd, magensaftanregend, blutreinigend und entzündungshemmend

Planetenzugehörigkeit:
Sonne und Jupiter

Einleitung

Die eisigen Winterstürme lassen endlich nach und die Sonne gewinnt an Kraft. Vorsichtig werden die schweren Felle vor dem Eingang zur Höhle beiseite geschoben und die Mutigsten wagen sich hinaus in die lebenspendende Sonne.

Den ganzen langen Winter über haben sich unsere Urahnen überwiegend von Fleisch, Getreide und getrockneten Früchten ernährt. Nun sehnen sich alle nach frischer Nahrung. Und tatsächlich: Das erste Grün zeigt sich schon und wird gierig verspeist.

Kurze Zeit später scheint die Sonne ihre Kinder auf die Erde geschickt zu haben – der Löwenzahn blüht, ein sicheres Zeichen, dass der Frühling nun endgültig Einzug gehalten hat.

Hat Mutter Natur es nicht genial eingerichtet, dass genau zu dieser

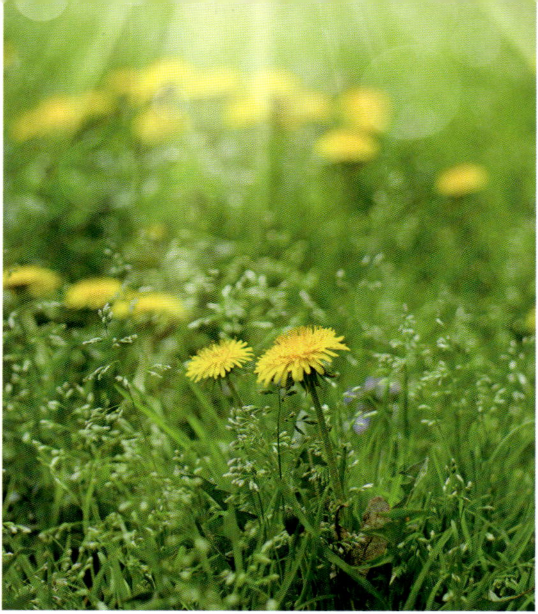

Zeit, wenn Menschen und Tiere dringend frische, vitaminreiche und entschlackende Nahrung benötigen, die richtigen Pflanzen dafür wachsen?

Im Gegensatz zu unseren Vorfahren, die sich überwiegend vegetarisch ernährt haben, müssten wir eigentlich das ganze

Jahr über für ausreichende Entschlackung sorgen, denn wir ernähren uns inzwischen generell zu fett, zu schlackenhaltig und zu mineralstoffarm. Da kommt der Löwenzahn gerade recht! Er enthält neunmal so viel Vitamin C und gar vierzigmal so viel Vitamin A wie ein gekaufter Salat und er hat dreimal so viel Eisen wie Spinat – also eine echte Vitaminbombe! Außerdem verfügt er über sehr viele Mineralien wie Kalzium, Natrium, Kieselsäure, Schwefel und einen hohen Anteil an Kalium in den frischen Blättern.

Das in der Wurzel enthaltene Inulin ist ein stärkeähnliches Polysaccharid, das nicht aus Glucose-, sondern aus Fructose-Molekülen zusammengesetzt ist und daher keine Verstoffwechselung mit Insulin nötig hat. Dieses Gemüse ist somit perfekt für alle Diabetiker. Und das ist nur ein kleiner Teil seiner Qualitäten, von denen ich Sie auf den folgenden Seiten überzeugen möchte!

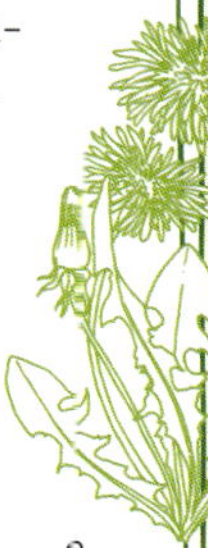

Vorkommen

Vermutlich war der Löwenzahn ursprünglich in Zentralasien heimisch. Von dort aus hat er sich über alle Erdteile verbreitet. Dank seiner Anpassungsfähigkeit findet man ihn sogar in Höhen bis zu 2500 m, als winzige Rosette, mit tief eingekerbten „Löwenzähnen“ und einer Blüte, die fast keinen Stängel mehr hat.

Unter schattigen Hecken oder an warmen Bachufern werden die Blätter des Löwenzahns manchmal kniehoch und der Blütenstängel über 50 cm lang. Auf trockenen Weiden und sonnigen Wiesen hingegen bleiben sie kleiner, doch dafür tritt das „Löwengebiss“ an den Blatträndern deutlicher hervor.

Der Löwenzahn liebt stickstoffreiche Böden. So leistet er auf Dauer einen Beitrag gegen die Überdüngung der Wiesen mit Gülle bzw. Stickstoff. Wir sollten also

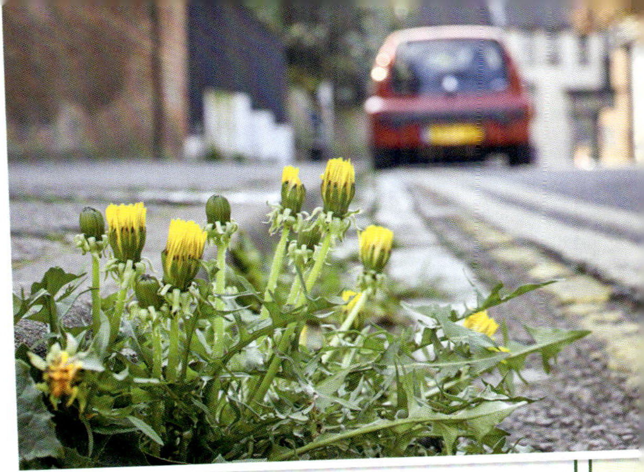

nicht schimpfen, wenn die ganze Wiese voll ist mit Löwenzahn, sondern uns an den gelben Flächen freuen, die der Löwenzahn vom Stickstoff befreit und letztlich wieder urbar macht. Außer auf Wiesen wächst er auch an Waldrändern, auf Feldern, an Bahndämmen, an Böschungen, in Mauerritzen, an Autobahnen, in Dachrinnen, in Gärten, in Blumentöpfen …

Das Einzige, was er nicht so gerne mag, sind Wiesen, auf denen das Wasser steht.

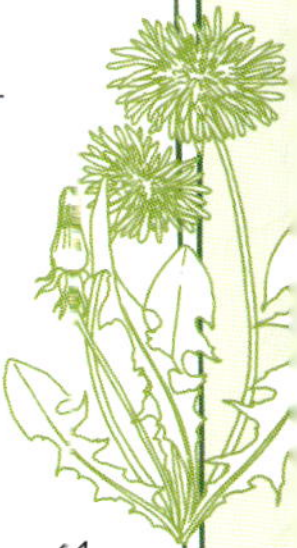

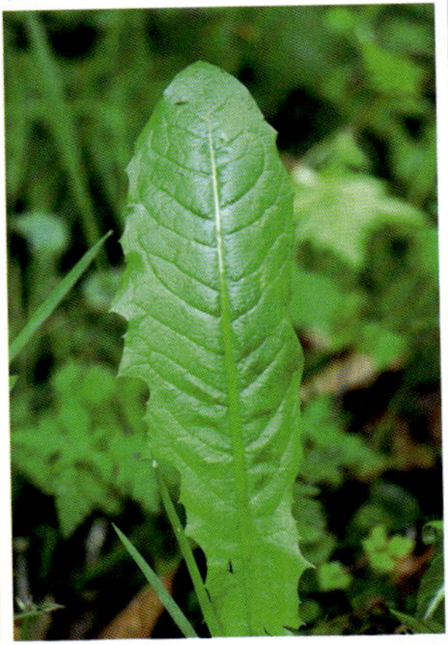

Bereits der Name des Löwenzahns deutet auf ein wesentliches Erkennungsmerkmal hin: die gesägten Blätter, die in ihrem Umriss an die Zähne eines Löwen erinnern. Die verkehrt-eiförmigen bis schmal-lanzettlichen Blätter sind meist tief eingeschnitten bis tief buchtig-fiederspaltig. In der Mitte der Rosette entstehen bald kleine, feste Knospen. Die aufstrebenden Stängel sind hohl, leicht behaart und entwickeln einen bitteren, weißen Saft. Pro Stängel tragen sie ein gold- bis hellgelbes Blütenkörbchen, welches ausschließlich aus gelben Zungenblüten (ca. 300) besteht und bis zu 5 cm im Durchmesser misst. In ihm öffnen sich die Einzelblüten ringförmig von außen nach innen.

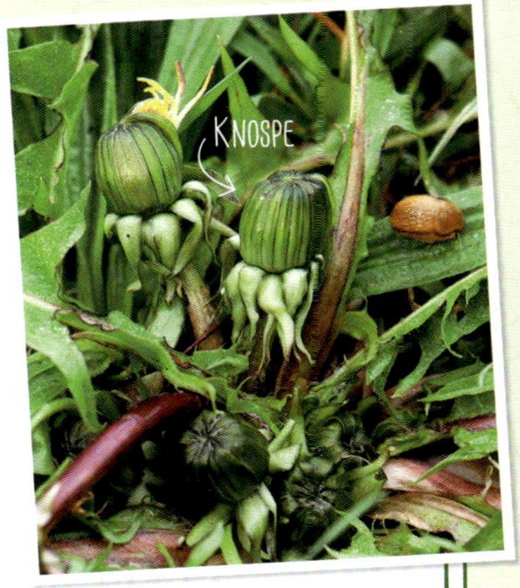

Der Blütenstand schließt sich jeweils bei Nacht, Regen oder Trockenheit und schließlich nach 3–5 Tagen ein letztes Mal zur Fruchtreife.

Bald danach öffnen sich die Hüllblätter und der Löwenzahn entlässt seine Kinder in die weite Welt. Die haarigen Flugschirme werden durch den Wind (… oder pustende Kinder) verbreitet. Im Volksmund heißt der Löwenzahn deshalb auch Pusteblume.

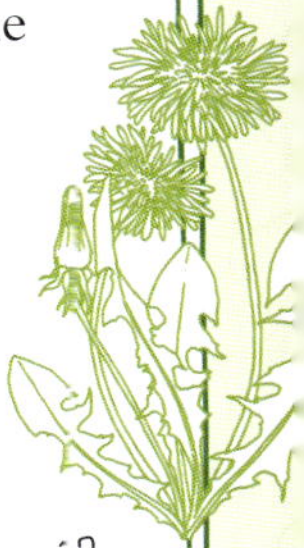

Die Pflanze hat einen verzweigten Wurzelstock mit einer bis zu 1 m

ACHTUNG! VERWECHSLUNGSGEFAHR!

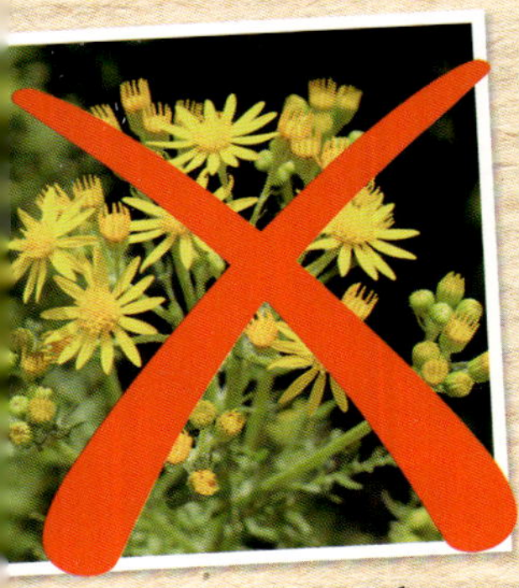

Der Löwenzahn kann mit dem giftigen Jakobskreuzkraut verwechselt werden. Um sicherzugehen, dass es sich tatsächlich um Löwenzahn handelt, sollten Sie die Pflanze nach dem Ausschlussverfahren überprüfen:

- Die Blätter stehen in einer eng am Boden liegenden, grundständigen Rosette und bilden **keine Seitentriebe.**
- Wenn Sie ein Blatt abreißen, tritt **weißer Milchsaft** aus dem **hohlen** Blattstiel. Dieser Saft hinterlässt auf der Haut und der Kleidung braune Flecken.

- Im Zentrum der Rosette liegen erst die kleinen, festen Blütenköpfchen.

- Die Blütenstängel weisen keine Seitentriebe auf, sind hohl, schwach befilzt und führen innen den weißen, bitteren Saft.

- Die Blüte selbst besteht **ausschließlich** aus Zungenblüten.

langen Pfahlwurzel und wird je nach Standort 5–50 cm hoch. Dass der Löwenzahn an so unterschiedlichen Standorten gedeiht, liegt an seiner spannenden Art der Vermehrung: Er kann sich über die normale Bestäubung geschlechtlich

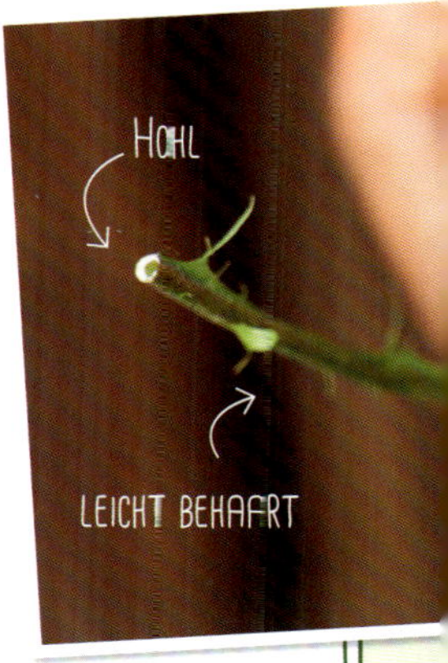

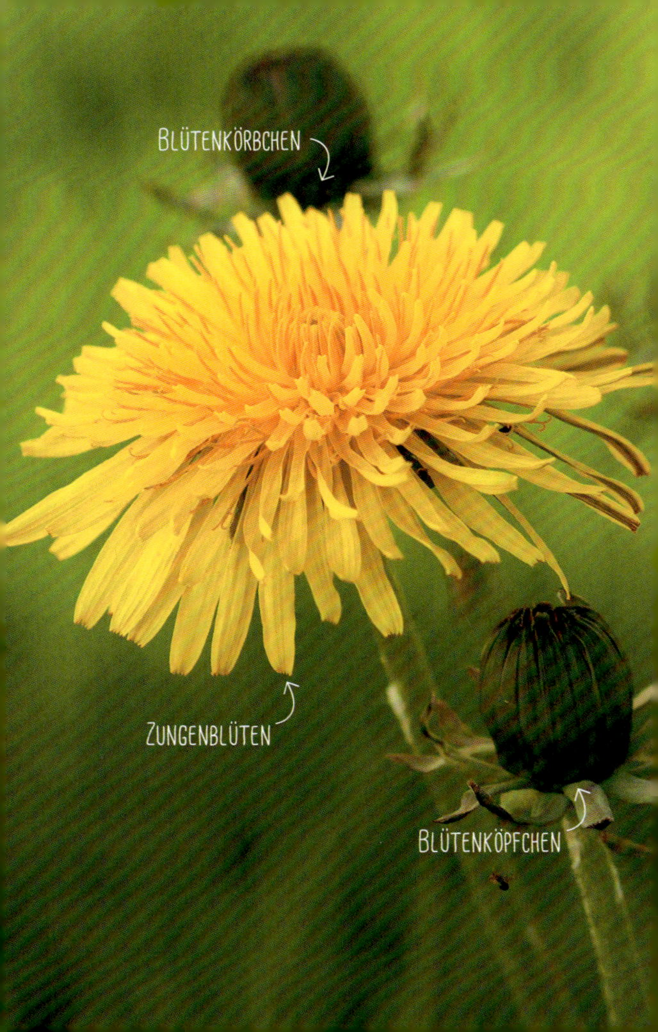
BLÜTENKÖRBCHEN
ZUNGENBLÜTEN
BLÜTENKÖPFCHEN

vermehren (mit 2 Chromosomensätzen), was in der Regel eher bei den Pflanzen im südlichen Verbreitungsgebiet der Fall ist Aber er kann auch als triploide Pflanze (mit 3 Chromosomensätzen) eine ungeschlechtliche Fortpflanzung herbeiführen. Diese Pflanzen sind genidentische Kopien, auch „Klone“ genannt und kommen eher auf der Nordhalbkugel vor.

Der Löwenzahn ist ein sogenannter Kurztagesblüher: Wenn die Sonne länger als zwölf Stunden scheint, hört er auf zu blühen. Das erklärt, warum der Löwenzahn im frühen Herbst noch mal Blüten treibt, vorausgesetzt es gibt einen milden und sonnigen Herbst.

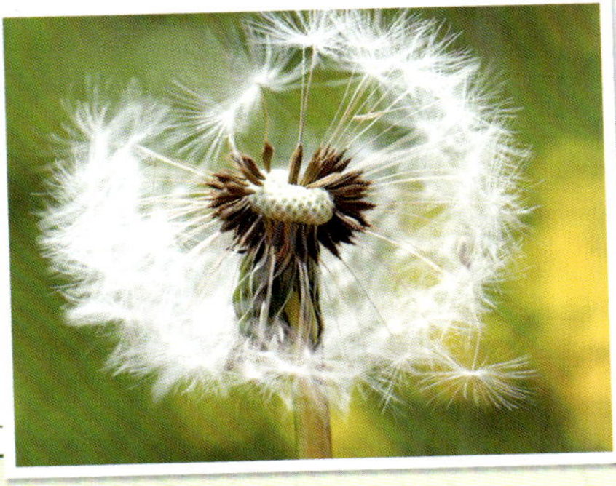

Verwendungsmöglichkeiten

Der Löwenzahn ist in allen Teilen essbar: Blätter, Blüten und Stängel können z. B. in Salaten gegessen werden. Entsprechende Rezepte finden Sie im Kapitel „Kochen mit Löwenzahn". Für die medizinische Verwendung kommt der Löwenzahn vor allem in Form von Tee, Presssaft oder Salbe zum Einsatz. Früher wurden die Wurzeln – getrocknet, geröstet und gemahlen – sogar als Kaffeeersatz benutzt. Löwenzahnkaffee wird heute noch in Reformhäusern angeboten, als koffeinfreie Alternative.

Mit den Wurzeln kann man Wolle hellgrün färben. Und natürlich ist der Löwenzahn ein beliebtes Spielzeug für Kinder: Aus den Stängeln werden Kränze und Ketten gebastelt und mit den Blüten kann man „stempeln" oder die Haare schmücken.

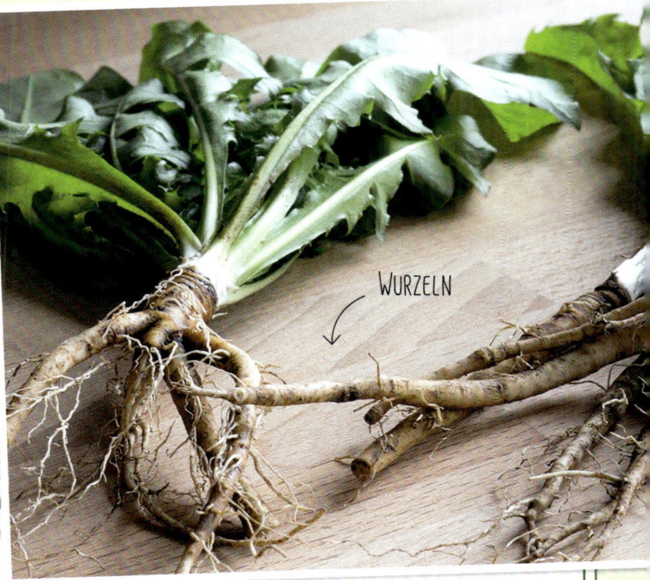

Die Pusteblume wird auch gerne als Orakel eingesetzt: Man pustet aus voller Lunge die Samen davon. Die Anzahl der übriggebliebenen Samen zeigt an, wieviele Kinder man bekommt oder wieviele Küsse vom Liebsten.

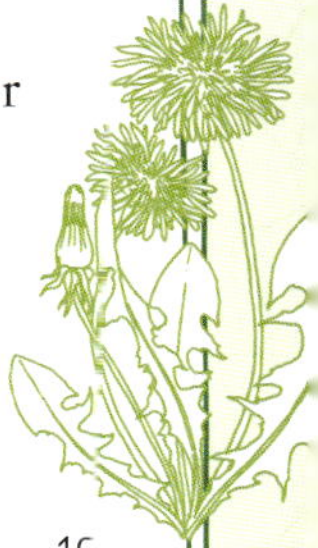

Das Sammeln von Löwenzahn

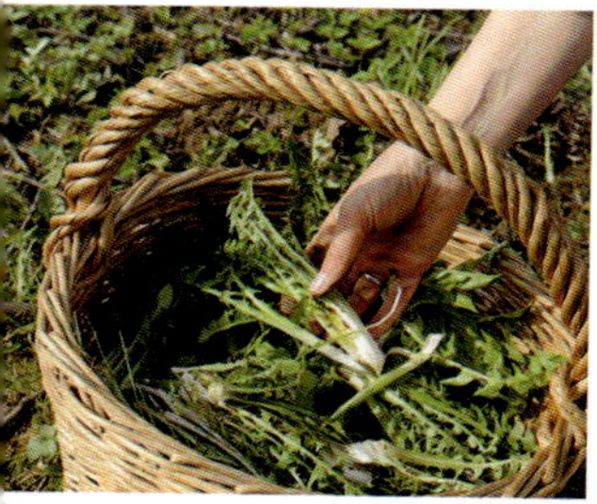

Der Löwenzahn hält keine richtige Winterruhe, deshalb können die Blätter oder die Rosette das ganze Jahr über gesammelt werden. Da er eine „Kurztagespflanze“ ist, blüht er nur, wenn die Sonnenstunden in der Wachstumsperiode unter 12 Stunden pro Tag liegen. So kommt es zu Blütenzeiten von April bis Juni und in einem sonnigen, warmen Herbst von August bis in den goldenen September hinein.

Die Wurzel kann man im Frühling und im Herbst ernten. Dabei braucht man keine Sorge haben, dass die Pflanze absterben könnte: Aus jedem kleinen Teilstück einer Wurzel macht der Löwenzahn ein neues Pflänzchen.

Grundsätzlich gilt, dass man nur Pflanzen sammeln darf, die man mit hundertprozentiger Sicherheit erkennt!

Bei der Sammlung von wildlebenden Pflanzen sind generell folgende Regeln zu beachten:

- Natürlichen Standorten keine Pflanzen entnehmen, die geschützt oder gefährdet sind.
- Dem Standort niemals das gesamte Pflanzenvorkommen entnehmen.
- Pflanzenteile so ernten, dass die Pflanze sich wieder erholen kann.
- Sammelort auf mögliche Schadstoffe aufgrund von Umweltverschmutzungen überprüfen.
- Auf mögliche lebende Gesundheitsgefahren, wie z. B. Zecken oder Fuchsbandwurmeier, achten. Letztere werden ausschließlich über den Fuchskot übertragen – deshalb gilt:
  Niemals Kot im Wald anfassen!
- Nur so viel Pflanzengut sammeln, wie tatsächlich benötigt wird.

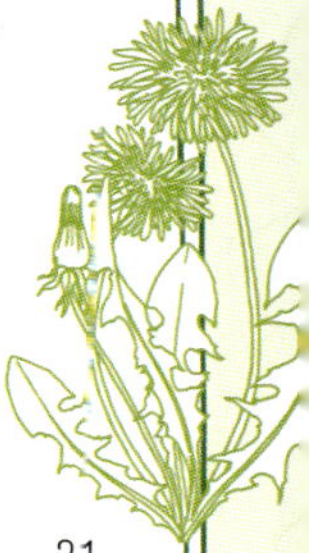

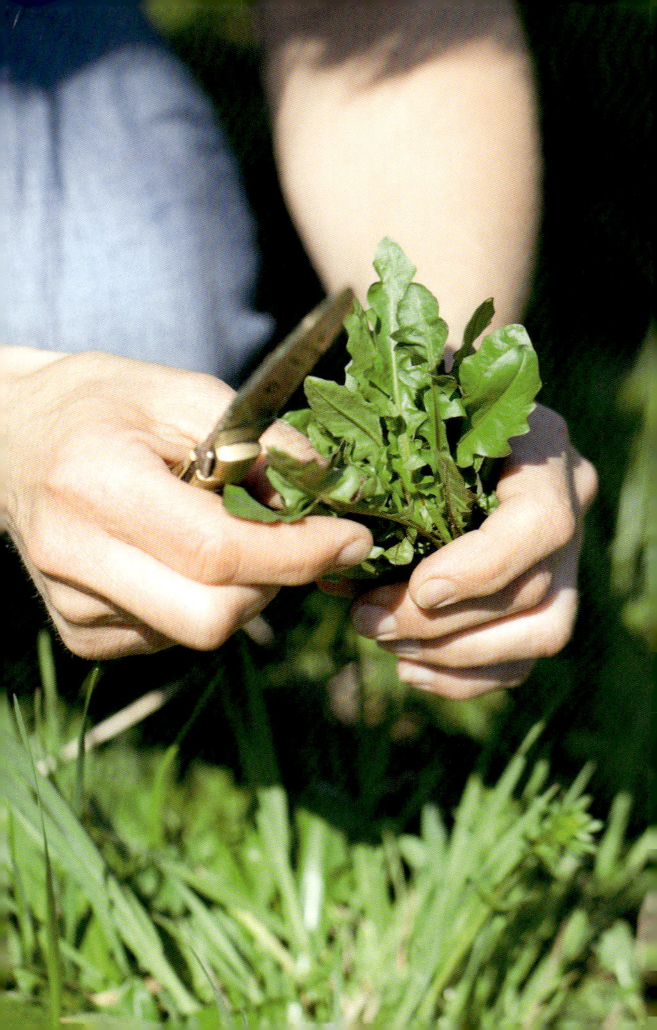

- Nur schöne, heile und rundum gesunde Pflanzen sammeln.

Pflücken Sie die Pflanzen so, dass Sie sie zu Hause nur noch waschen müssen (falls überhaupt notwendig). Denn wenn Sie erst noch alles aussortieren müssen, geht der Spaß schnell verloren. Die Kräuter sind vielleicht schon angewelkt oder nass und können nur mit größter Mühe voneinander getrennt und sortiert werden.

Zum Kräutersammeln hilfreiche Utensilien:
- ein Korb, ausgelegt mit einem feuchten Handtuch
- ein feststehendes Messer
- eine Schere
- eine kleine Schaufel für die Wurzeln
- ein Bestimmungsbuch
- Papiertüten für anderes Sammelgut, wie z. B. Beeren, Nüsse o. Ä.
- evtl. eine Lupe

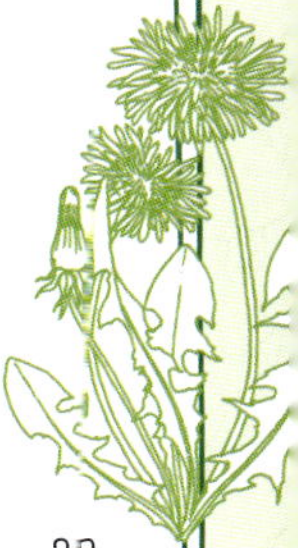

Frische Löwenzahnblätter und Blütenstängel können in größeren Einmachgläsern oder Plastiktüten mit Zipp-Verschlüssen im Kühlschrank oder in einer kühlen und dunklen Vorratskammer gelagert werden.

Wenn Sie noch ein feuchtes Küchentuch mit in das Glas oder die Tüte legen, halten sich die Blätter bis zu 5 Tage frisch.
Die Blüten halten sich nicht so lange wie die Blätter und sollten zeitnah verarbeitet werden. Wenn Sie größere Portionen an Kräutern bevorraten wollen, z. B. als regelmäßige Salatbeigabe, packen Sie die Kräuter in ein feuchtes Küchenhandtuch und legen dies in den Kühlschrank.

Hübsch ist auch ein „Kräuterstrauß“ in einer schönen Vase auf dem Esstisch. Da kann jeder im Vorbeigehen mal naschen oder sich noch das eine oder andere Kraut auf den Teller holen. Achten Sie darauf, das Wasser in der Vase täglich zu wechseln. Für eine Teezubereitung aus Löwenzahnwurzel wird diese längs halbiert und dann quer in möglichst kleine Stücke zerschnitten. Diese können frisch verwendet werden. Zur Bevorratung müssen die Wurzeln getrocknet werden. Das dauert auf einer Darre oder einem Backblech 6–8 Wochen. Sie können aber auch einen Dörrapparat benutzen. Dann werden die getrockneten Wurzeln in dunkle, lichtundurchlässige Behälter umgefüllt.

Dieser Tee muss als „Kaltmazerat“ angesetzt werden, das heißt: Um die wertvollen Inhaltsstoffe aus der getrockneten Wurzel herauszulösen, sollten die harten Wurzelstückchen mindestens 6 Stunden, besser über Nacht, in einem Topf mit Wasser eingeweicht werden. Am anderen Morgen den Tee einmal im Topf aufkochen lassen.

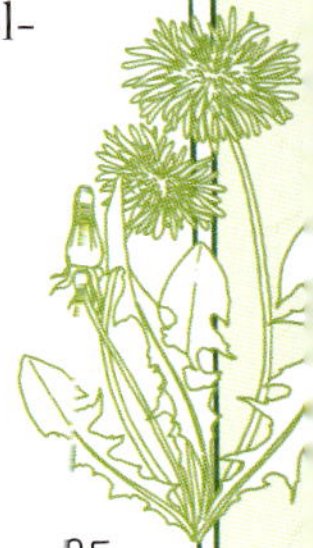

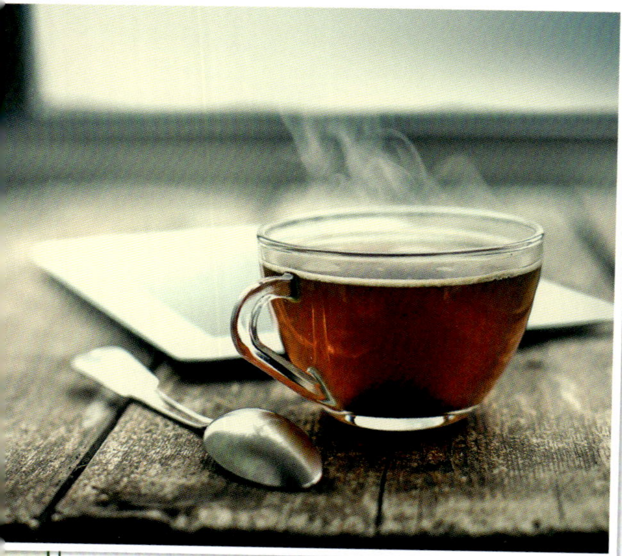

Das muss sein, um eventuelle Keime oder Bakterien, die sich noch in oder an der Wurzel befinden, abzutöten. Danach kann der Tee genossen werden. Der Tee hat einen bitteren Geschmack, aber daran gewöhnt man sich mit der Zeit.

Herstellung von Blütenessenzen

Die Anwendung von Blütenessenzen geht auf den britischen Arzt Edward Bach zurück. Er ging davon aus, dass jeder körperlichen Krankheit eine seelische Störung zugrunde liegt und dass man diese durch Harmonisierung heilen kann.

Diese Harmonisierung wird durch Blütenessenzen („Bachblüten") unterstützt. Diese werden mit der Sonnenmethode gewonnen, d. h. man nutzt die Kraft der Sonne, um die Schwingungen der Blüten auf das Wasser zu übertragen. Da die Sonne auf die Blüten einwirken muss (mindestens 3 Stunden), um eine sogenannte „Mutteressenz" herzustellen, funktioniert die Sonnenmethode auch nur an sonnigen Tagen.

Löwenzahn als Blütenessenz hilft Menschen, die

- durch festgehaltene Gefühle Muskelverspannungen haben,
- immer wieder durch Verkrampftheit unter steifem Nacken leiden,
- sich nicht trauen, ihre Meinung zu sagen,
- ständig unter Stress stehen,
- nicht loslassen können,
- eine stabilere Erdung brauchen,
- mit beiden Beinen auf dem Boden stehen und trotzdem flexibel sein wollen.

Die Löwenzahn-Blütenessenz wird auch eingesetzt bei Unfruchtbarkeit aus innerer Verkrampfung, wenn keine organische Ursache vorliegt.

Man braucht:

- eine Glasschale
- Quellwasser oder gutes Mineralwasser ohne Kohlensäure

- Haushaltshandschuhe oder ein Stück Papier
- Essig oder Alkohol , z. B. 38%igen Doppelkorn
- eine braune Glasflasche
- einen kleinen Trichter

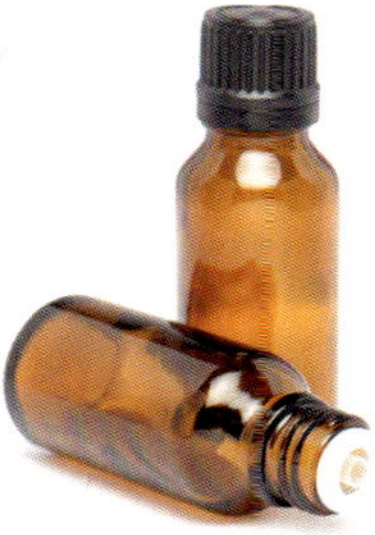

Anleitung:

- Die Blüten mit dem Haushaltshandschuh oder dem Papier abpflücken, um die Essenz nicht mit dem eigenen „Fingerabdruck“ zu verunreinigen.
- Das Wasser in die Schale füllen und die Blüten hineinlegen. Die Schale soll randvoll sein und die Blüten müssen ganz mit Wasser bedeckt sein.
- Die Glasschale an einen sonnigen Platz stellen, damit die Kräfte der Blüten auf das Wasser übertragen werden können. Schön ist ein Platz auf einer Wiese oder zwischen Blumen.

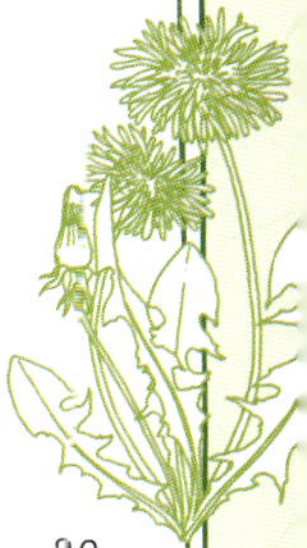

- Die Blütenschale mindestens drei Stunden stehen lassen, dann ist die Blütenessenz fertig.
- Die Blüten abfiltern und die Essenz in die Flasche füllen. Ca. ¼ Essig oder 1/10 Alkohol als Konservierungsmittel dazugeben.
- Wenn Wasser übrig ist, kann man ein paar Schlucke davon trinken oder die Stirn damit benetzen, um sich auf die Blütenessenz einzustimmen.
- Die verschlossene Flasche kurz schütteln, um die wässrige Essenz mit dem Konservierungsmittel zu vermischen, und dann mit Inhalt und Datum beschriften.
- Diese „Mutteressenz" wird nun wie Bachblüten verwendet: Man nimmt ein Tropffläschchen und gibt 1 Tropfen der Mutteressenz auf 10 ml Wasser.
- Die Essenz wird nach Bedarf eingenommen: Bei akuten Beschwerden ca. 4 Tropfen 4-mal täglich bis stündlich, dann wird die Einnahme allmählich reduziert.

Medizinische Anwendung

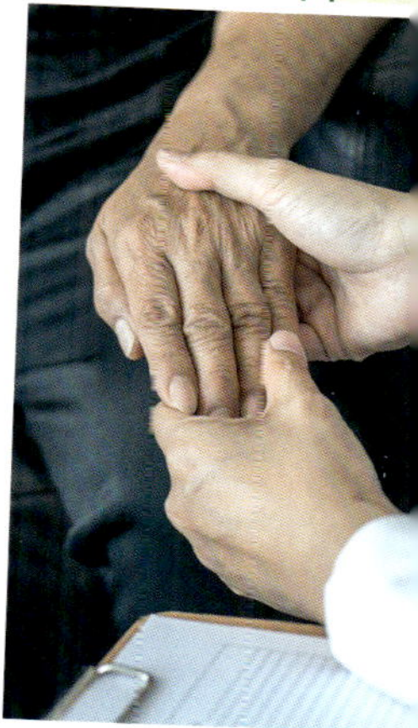

Der Löwenzahn weckt den gesamten, noch im Wintermodus ruhenden Körper von Mensch und Tier mit einem Wirbelsturm aus aufrüttelnden Bitterstoffen, anregenden Vitaminen und blutreinigenden Flavonoiden. Die Nieren werden derart angeregt, dass alles „Festgefahrene" auf Nimmerwiedersehen verschwindet.

Dazu gehört übrigens auch die gefürchtete Harnsäure, die sich wie ein Panzer um die Gelenke legt und im Endstadium zur Gicht wird. Der Volksname „Bettsaicher" weist auf die harntreibende Wirkung des Löwenzahns hin.

Innerliche Anwendung

Ein Presssaft aus Wurzel, Blatt und Blüte, kurmäßig über drei Wochen täglich genossen, reinigt das gesamte Nieren-Blasen-System, regt die Leber-Galle-Funktion an, bringt den Stoffwechsel in Schwung und schwemmt überschüssige Harnsäure und Schlackenstoffe aus dem Blut aus. Presssaft kann man mit einer Saftpresse selbst herstellen oder fertig im Reformhaus kaufen.

Die berühmte Heilkräuterkundige Maria Treben empfahl, täglich 10 Blütenstängel zu essen, solange der Löwenzahn blüht. Dies bewirke eine deutliche Besserung bei chronischen Arthrosen, Rheuma, Gicht und Nierengrieß. Um einen erhöhten Kaliumverlust bei dieser „Durchspülungstherapie" braucht man sich keine Sorgen zu machen, wenn man zusätzlich Löwenzahnblätter zu sich nimmt, da diese pro 100 g fast 5000 mg Kalium enthalten. Bei niedrigem Blutdruck sollte allerdings keine Entwässerung durchgeführt werden, da dies zu einer weiteren Senkung des Blutdrucks führen würde.

Die Folgen könnten Schwindel- und Ohnmachtsanfälle sein. Der bittere Geschmack unterstützt die Entschlackung: Er wirkt sekretionsfördernd, appetitanregend, blähungs-, gärungs- und fäulnishemmend und bringt die Darmtätigkeit so richtig in Schwung.

Dazu kommt noch ein ganz besonderes „Frühlings-Ganzkörper-Update“: Wenn Sie bis Mai Ihre Bikini- bzw. Badehosenfigur erreichen möchten, sollten Sie jeden Tag ein Stück Löwenzahnwurzel kauen. Im Frühling enthält die Wurzel des Löwenzahns nämlich einen ganz besonderen Inhaltsstoff, das Cholin. Dieser Bitterstoff regt die Leber und die Galle so intensiv an, dass es zu einem radikalen Abbau von altem Fettgewebe kommt. Das ist auch wichtig für den Menschen, weil sich in altem Fettgewebe gerne allerlei Schlacken anhäufen, wie z. B.

Aluminium, künstliche Hormone, Schwermetalle usw., die da nicht hingehören und im ungünstigsten Fall zu gesundheitlichen Schäden führen. Mediziner haben z. B. an den Synapsenenden in Gehirnen von Alzheimer-Patienten Aluminiumablagerungen gefunden, was vermutlich darauf zurückzuführen ist, dass einige Hygieneprodukte Aluminium enthalten.

Weitere innere Einsatzgebiete des Löwenzahns sind: Leberstauungen, erhöhte Harnstoffwerte, Gicht, Rheuma und Arthrose, erhöhte Cholesterinwerte, Wasseransammlungen im Gewebe (Ödeme), unreine Haut und Akne, Darmpilzbefall und leichte Verstopfung. Außerdem ist die Löwenzahnwurzel im Herbst ein gutes Wintergemüse für Diabetiker: Die Herbstwurzel enthält Inulin, einen zuckerfreien Ballaststoff, der nicht über Insulin verstoffwechselt werden muss.

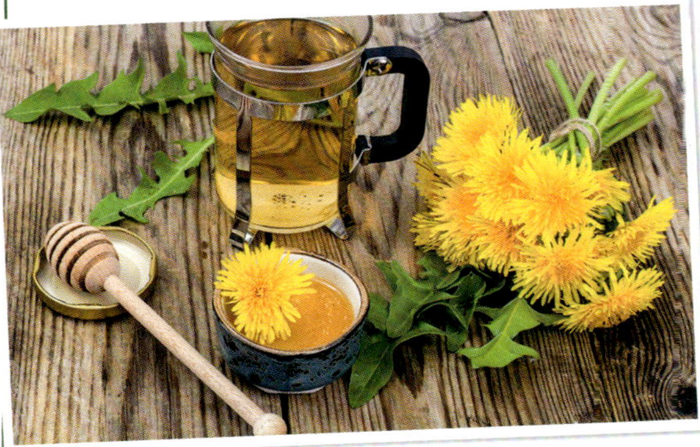

LÖWENZAHNTEE

Um einen Kaltauszug aus Blättern, Blüten und Wurzel herzustellen, legen Sie die Pflanzenteile frisch oder getrocknet 3 Stunden in kaltes Wasser. Nach dieser Zeit werden die Pflanzenteile entnommen und der Tee wird erwärmt. Dieser Tee kann gut kombiniert werden mit Angelikawurzel, Schafgarbe oder Pfefferminze (am besten über Nacht abgedeckt stehen lassen).

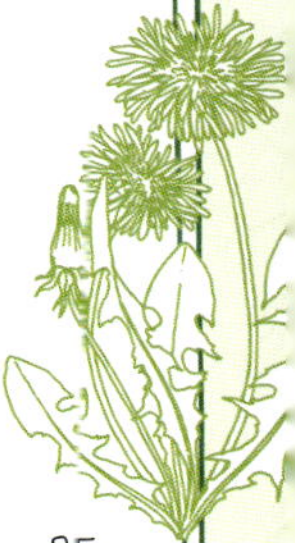

Trinken Sie täglich 2–3 Tassen in kleinen Schlückchen, aber bitte nicht süßen, da die Bitterstoffe über die Geschmacksnerven auf der Zunge reagieren.

Löwenzahntee wirkt

- harntreibend: Nierengrieß, kleine Steine und Harnstoffschlacken werden ausgeschwemmt
- galletreibend: verhindert die Neubildung und Vergrößerung von Gallensteinen
- bindegewebsstärkend, blutfettsenkend, Darmschleimhaut anregend und reinigend
- milchtreibend: regt den Milchfluss an
- hautreinigend: z. B. bei Akne.

Kontraindikationen für die Einnahme von Löwenzahnprodukten:
Darm- und Gallenverschluss, Korbblütlerallergie, Magenschleimhautentzündung. Bei Gallensteinleiden nur nach ärztlicher Absprache anwenden!

Äußerliche Anwendung

Der hauptsächlich aus den Stängeln austretende weiße Saft wird heute noch gerne gegen Warzen und braune Hautflecken eingesetzt.

Die Heilkräuterkundlerin Maria Treben empfahl, die Augenlider damit zu bestreichen, um die Sehstärke zu verbessern.

Wenn man bedenkt, dass die Nieren und die Augen durch das Körperwasser in Verbindung stehen, wird klar, warum der Löwenzahn nicht nur der Niere beim Austreiben kleiner Steine hilft, sondern auch die Augen reinigt und erfrischt.

Der Kräuterarzt Nicholas Culpeper schrieb dazu im 16. Jahrhundert:

„Dieses Kraut hilft uns weiter zu sehen,
ohne dass wir eine Brille benötigen.
Dessen versichern uns ausländische Ärzte,
die nicht so habgierig sind wie die unseren,
dafür aber umso mehr mitteilungsfreudiger.“

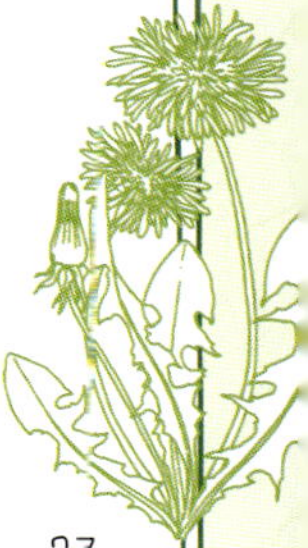

Jugendliche, die unter Pubertätsakne leiden, können durch den Verzehr, aber auch durch Löwenzahnwaschungen Besserung und Linderung erfahren. Auch versuchte man früher, mit Löwenzahnsaft Sommersprossen zu bleichen.

Auch in mythischen Geschichten spielt der Löwenzahn eine Rolle: So soll eine Löwenzahnwurzel, ausgegraben im abnehmenden Mond der Jungfrau, in neun Stücke zerteilt, auf ein Band gefädelt und um den Hals getragen, angeblich gegen fiebrige Krankheiten und diverse Augenleiden schützen.

LÖWENZAHNSALBE

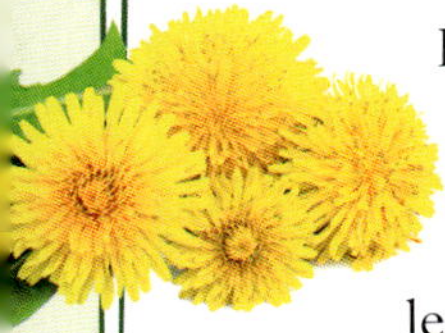

Die Salbe eignet sich für trockene und rissige Haut und hilft bei schmerzenden Gelenken und Muskelverkrampfungen. So stellen Sie eine Löwenzahnsalbe her:

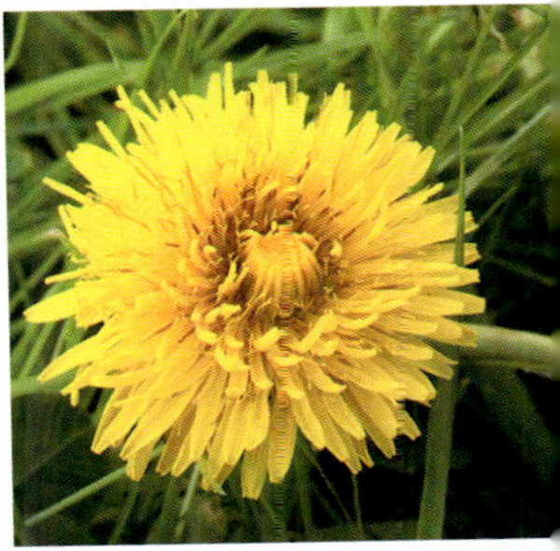

1. Sammeln Sie ca. 10 Löwenzahnblüten, deren mittlere Zungenblüten noch nicht ganz offen sind. Legen Sie die Blüten für 20 Minuten auf eine weiße Fläche – und schauen Sie zu, wie die Gewitterkäferchen die Blüte verlassen.
2. Füllen Sie in einen Topf ca. 100 ml gutes Öl (Olive, Mandel oder Sesam) und erwärmen Sie es vorsichtig auf 60–70 °C. Es darf auf keinen Fall kochen!
3. Geben Sie Stück für Stück die Löwenzahnköpfchen hinein. Dabei spritzt es kurz auf, wenn die Feuchtigkeit aus der Blüte tritt, aber das ist normal. Sind alle Blüten im Fett, schalten Sie den Herd ab und legen den Deckel auf den Topf. Das Ganze muss nun 3 Tage ruhen. Währenddessen ab und zu umrühren.

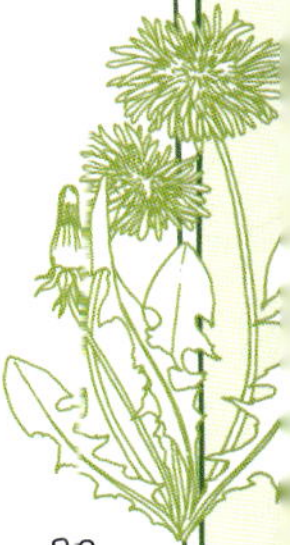

4. Am 4. Tag wird alles wieder erwärmt und vorsichtig über ein Sieb in einen anderen Topf oder ein hitzebeständiges Glas gegossen. Fügen Sie ca. 10–12 g Bienenwachs hinzu und rühren Sie so lange, bis alles geschmolzen ist. Um zu prüfen, ob die Konsistenz geschmeidig ist, einige Tröpfchen des fertigen Öls auf einen kleinen Teller geben. Ist das Fett nach einer Weile zu hart, fügt man noch etwas Öl hinzu, ist es zu weich, kommt noch Bienenwachs dazu.
5. Nach Belieben können Sie noch ein hilfreiches ätherisches Öl dazugeben, z. B. Kiefernöl für die schmerzenden Gelenke oder einfach nur einen schönen Duft. In diesem Fall müssen Sie das Öl rühren, bis es ca. 38 °C aufweist und danach können Sie das ätherische Öl beifügen. Am Schluss in kleine Döschen abfüllen, mit Bezeichnung und Datum versehen – und fertig ist die Löwenzahnsalbe.

HOMÖOPATHISCHE WIRKUNG

Das homöopathische Mittel *Taraxacum officinale* (= gemeiner Löwenzahn) wird traditionell bei chronischen Infektionen der Leber sowie bei Magenschleimhautentzündung angewendet.

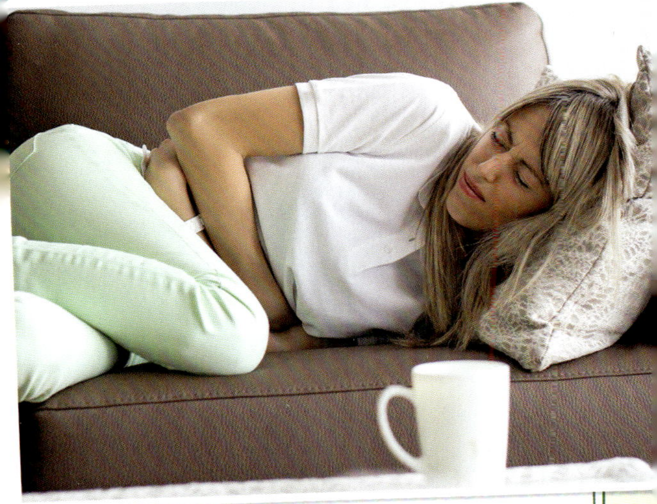

Die ersten Anzeichen dieser Erkrankungen sind Appetitlosigkeit, stechende Schmerzen im rechten Oberbauch (Leber, Galle), Veränderungen an der Zunge.

Diese ist mit einem weißen Film überzogen, der in Flecken abgestoßen wird. Darunter werden rote Stellen sichtbar, die sehr berührungsempfindlich sind. Die Kranken erscheinen niedergeschlagen und reagieren schnell gereizt. Sie haben keine Lust zu arbeiten und können sich nur schwer motivieren.

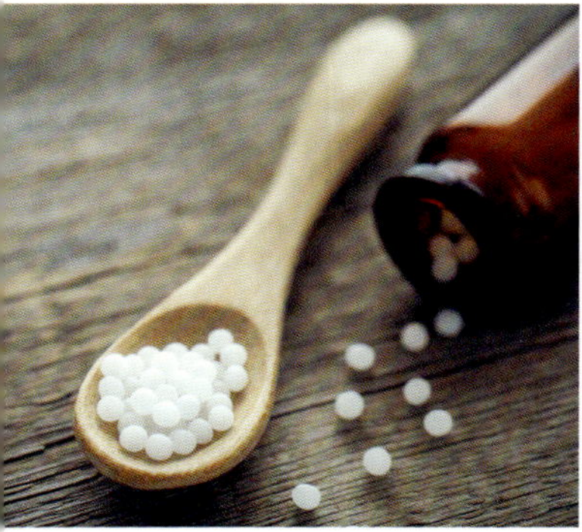

Eine Gabe *Taraxacum officinale* schenkt Entspannung, Erdung und Beweglichkeit und wirkt gegen Anspannung im körperlichen und emotionalen Bereich.

Kochen mit Löwenzahn

Löwenzahn hat ein spezielles Vorfrühlingsangebot für uns: „Zarte Blättchen in feinen Rosetten an schlackenanregenden Bitterstoffen." Der ziemlich herbe Geschmack der Bitterstoffe regt den Stoffwechsel derart an, dass alle Organe gründlich durchgeputzt werden. Ein „zivilisierter" Kunstdüngersalat kann mit seinen reduzierten Inhaltsstoffen niemals mithalten. Stufe 2 der Bitterstoffe sind die im Frühling ausgegrabenen Wurzeln.

In der Rosette findet man etwas später kleine, feste Blütenköpfchen – eine ganz besondere Delikatesse! Zuletzt kommen dann die leckeren Stängel mit ihrem goldgelben Blütentopping, welches der Sonne nachzueifern scheint. Die Wurzeln, im Herbst ausgegraben, sind ein leckeres Gemüse, welches nicht über Insulin verstoffwechselt werden muss.

LÖWENZAHNBLÜTEN-GELEE

Zutaten:

200 g Löwenzahnblüten
1 Liter Wasser
1 Zitrone
1 kg Gelierzucker

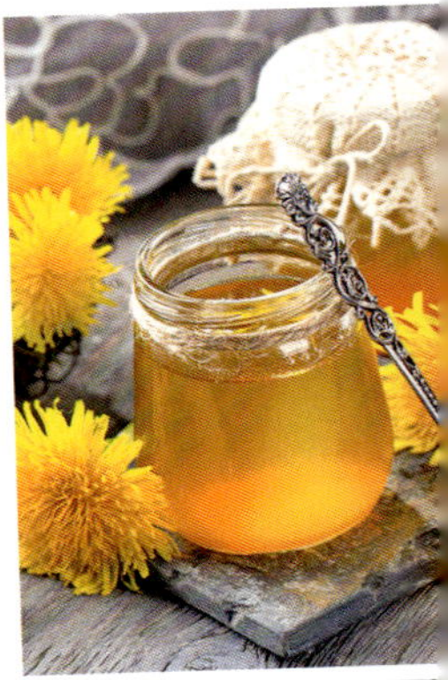

Zubereitung:

1. Die Löwenzahnblüten im Wasser 5 Minuten kochen und dann 24 Stunden ruhen lassen. Den Saft absieben.
2. Die Zitrone auspressen. Den Löwenzahnsaft mit dem Zitronensaft und dem Gelierzucker 4 Minuten sprudelnd kochen lassen. Noch heiß in sterilisierte Gläser füllen und fest verschließen.

LÖWENBIER

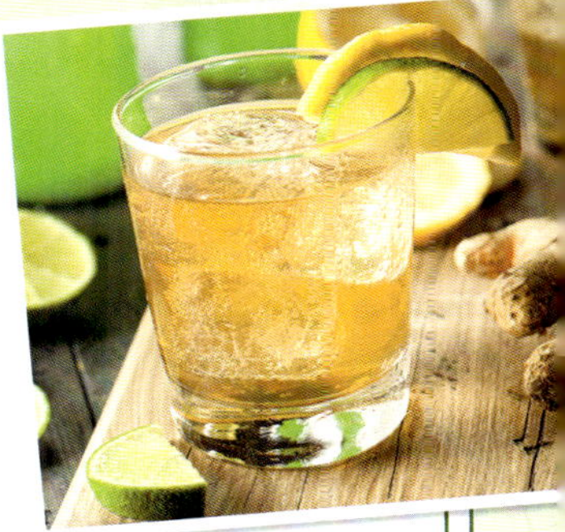

Zutaten:

50 g getrocknete Brennnesseln
50 g getrocknete Löwenzahnblätter
1 kg Hutzucker (alternativ: Haushaltszucker)
7 ½ Liter Wasser
2 EL feingeschnittener Ingwer
15 g Frischhefe

Zubereitung:

1. Die Brennnesseln und den Löwenzahn in ca. 3 Liter Wasser 15 Minuten kochen lassen. Abgießen, den Zucker und den Ingwer hinzugeben.
2. Leicht abkühlen lassen und dann 4 ½ Liter Wasser dazugeben. Die Frischhefe hinzufügen und gut verrühren. 24 Stunden gären lassen.

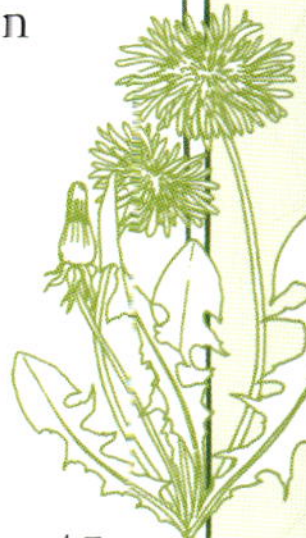

3. Abschäumen und in sterilisierte Flaschen abfüllen – nach ca. 2–3 Tagen sollte das Bier fertig sein.

Löwenzahnsalat

Zutaten für 2 Personen:

1 Handvoll Löwenzahn (junge Blättchen, Blütenknospen und Stängel)
1 Handvoll Rucola
½ Salatgurke
2 Frühlingszwiebeln
2 EL Pflanzenöl
1 EL Essig oder Zitronensaft
etwas Senf, Salz, Pfeffer

Zubereitung:

1. Den Löwenzahn und den Rucola waschen und trocken schütteln. Die Gurke waschen und in Scheiben schneiden. Die Frühlingszwiebeln putzen und in Ringe schneiden.

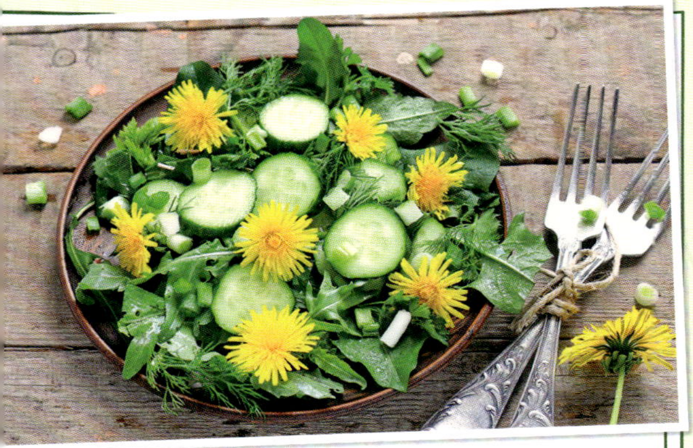

2. Aus dem Öl, dem Essig, dem Senf, Salz und Pfeffer eine Salatsoße anrühren und über den Salat gießen. Vorsichtig vermischen.

Tipp

Wenn man die Löwenzahnstängel einritzt und in kaltes Wasser legt, ringeln sie sich und sind eine lustige Deko. Die Löwenzahnknospen können auch in Butter gebraten und als „Croûtons" verwendet werden.

Hallo-wach-Salat

Zutaten für 3 Personen:

2 Handvoll Löwenzahnblätter
½ Beet Kresse
1 Bund Schnittlauch
1 Handvoll Zuckererbsen
1 Bund Rucola
1 Avocado
1 kleine Zwiebel
2 EL Essig
3 EL Pflanzenöl
brauner Zucker, Salz, Pfeffer

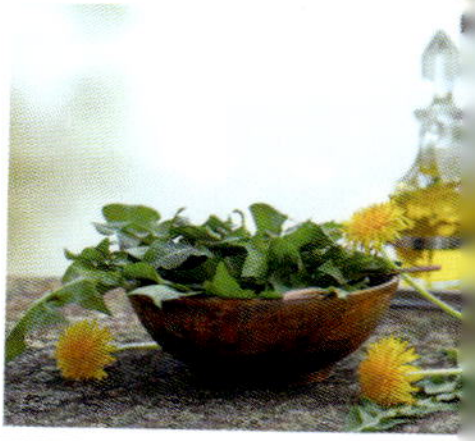

Zubereitung:

1. Die Löwenzahnblätter verlesen, waschen, trocken tupfen und fein schneiden. Die Kresse vom Beet schneiden. Den Schnittlauch waschen und in Röllchen schneiden. Die Zuckererbsen und den Rucola waschen und putzen. Die Avocado in Würfelchen schneiden. Die Zwiebel abziehen und fein würfeln.

2. Eine Salatsoße aus Essig, Öl, wenig braunem Zucker, Pfeffer, Salz und den Zwiebelwürfeln herstellen und alles vorsichtig unter den Salat mischen.

Sonnen-Streich

Zutaten:

2 Handvoll Löwenzahnblüten (die innersten Blütenblätter sollten noch nicht offen sein)
120 g weiche Butter
1 TL Blütenhonig
etwas Steinsalz
1 Handvoll frische Kresse

Zubereitung:

1. Die Löwenzahnblüten auf einer weißen Fläche (weißer Gartentisch oder weißes Handtuch) in die Sonne legen, damit die Gewitterkäferchen herauskrabbeln können. Alle anderen Zutaten in eine Schüssel geben.

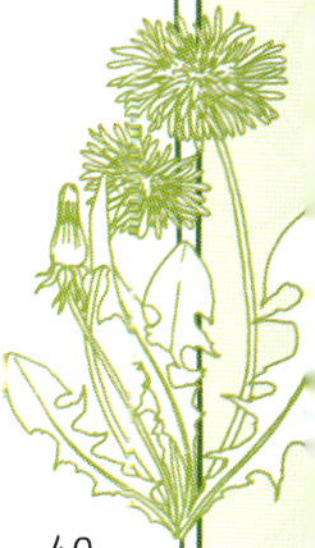

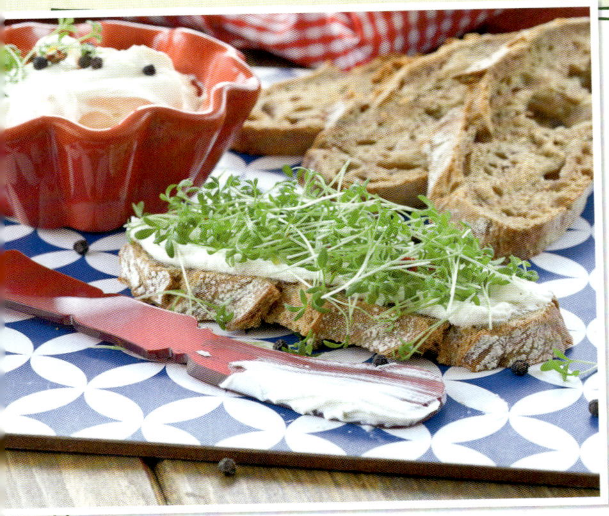

2. Die grünen Böden von den Blüten abknipsen und die Blütenblätter mit in die Schüssel geben. Alles gut miteinander verrühren, abschmecken und vielleicht noch etwas Salz hinzufügen.
3. In saubere Gläser abfüllen und im Kühlschrank aufbewahren.

Löwenzahn-Eintopf

Zutaten für 4 Personen:

1 kg Frühlingskartoffeln
250 g frische Löwenzahnblätter
2 Zwiebeln
etwas Butter
150 g gewürfelter Speck
50 g Mehl
750 ml Gemüsebrühe
1 TL Weißweinessig
etwas süße Sahne
Salz, Pfeffer

Zubereitung:

1. Die Kartoffeln waschen und in einem großen Topf mit Salzwasser ca. 25 Minuten kochen. Unter kaltem Wasser abschrecken, pellen und in Stücke schneiden.
2. Den Löwenzahn waschen, trocken tupfen und klein schneiden. Die Zwiebeln abziehen und fein würfeln.

3. In einem Topf etwas Butter schmelzen und den Speck darin bei geringer Hitze auslassen. Die Zwiebeln dazugeben und hellbraun andünsten.
4. Das Mehl einrühren und anbräunen. Die Gemüsebrühe dazugießen, aufkochen und ca. 10 Minuten ziehen lassen. Die Soße mit Salz, Pfeffer und Essig abschmecken und zum Verfeinern noch etwas süße Sahne unterrühren.
5. Die Specksoße über die Kartoffeln gießen und die Masse zerstampfen. Zum Schluss den Löwenzahn unterrühren und nur kurz erhitzen. Dazu passen Spiegeleier.

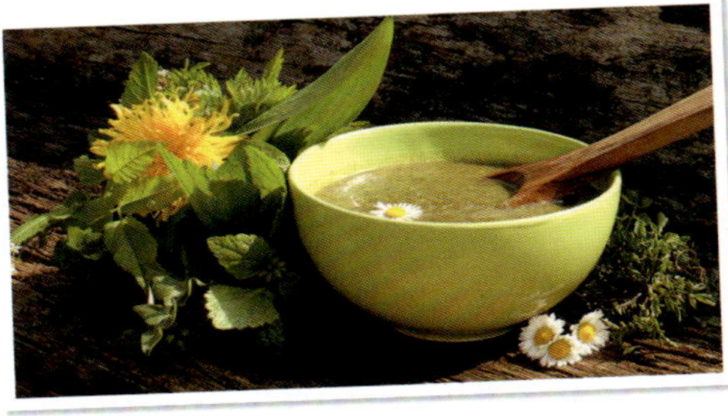

WEITERE ASPEKTE DES LÖWENZAHNS

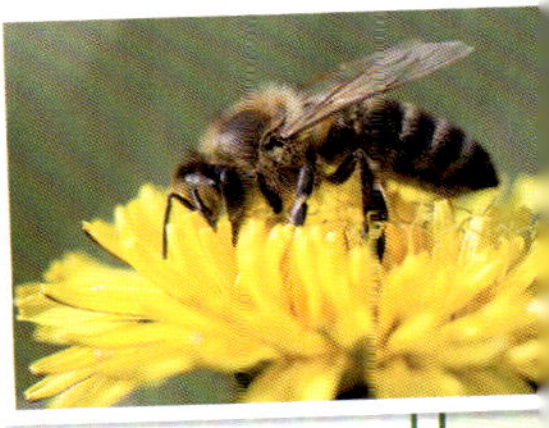

Nicht nur für den Meschen, sondern auch für die Tierwelt ist der Löwenzahn eine wichtige Pflanze: Mit ihrer tiefreichenden Pfahlwurzel bricht sie tief unter der Oberfläche den Boden auf, sodass einerseits andere Pflanzen leicht im Boden Fuß fassen können und andererseits Regenwasser schneller abgeleitet wird.

Außerdem legen Regenwürmer gerne ihre Brut-Kokons unter dem Löwenzahn ab. Seine Blüten sind eine nektarreiche Honigweide für die wenigen Bienen, die wir noch haben und die Samen ernähren etliche Vögel. Sogar Erdbeeren profitieren vom Löwenzahn: Sein ausströmendes Äthylengas führt zu schnellerem Austreiben und Reifen der Pflanzen.

RÄUCHERN

Das Verräuchern von Harzen und Pflanzenteilen hat eine jahrtausendelange Tradition: Kurz nachdem der Mensch herausgefunden hatte, wie er das Feuer beherrschen kann, war er auch in der Lage, Lebensmittel im Rauch zu konservieren. Danach war es kein großer Schritt mehr, verschiedene Teile von Pflanzen, also deren Blätter, Wurzeln oder Harze, gezielt für Heilungen oder auch rituelle

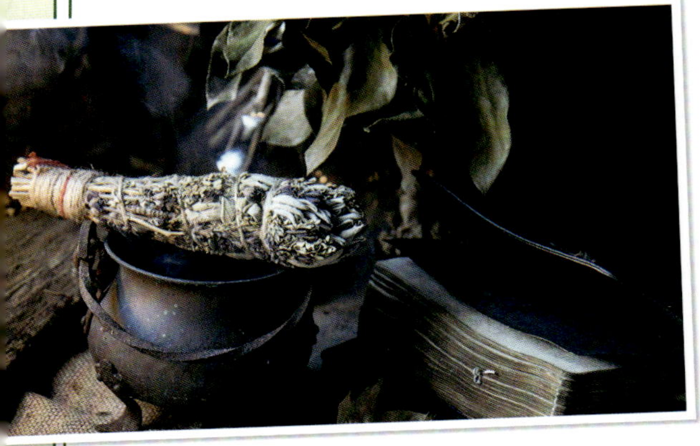

Zwecke einzusetzen. Heute weiß man, dass z. B. Harze höchst antibakteriell, ja sogar antiviral wirken und bereits das Einatmen dieser Stoffe zu einer Heilung führen kann (man nennt das u. a. „Aromatherapie"). In Bayern wird die Tradition des Ausräucherns von Stall und Hof zu Jahreskreisfesten wie z. B. Lichtmess oder zur Sommersonnenwende auch heute noch angewendet.

Der Löwenzahn ist eigentlich keine klassische Räucherdroge und erscheint auch nicht in den üblichen Büchern über das Räuchern. Per Zufall bin ich bei einer traditionellen Hausräucherung im Allgäu auf ihn gestoßen: Das alte Bauernhaus sah schon von Weitem traurig und ein bisschen finster aus. Auch während ich mit meiner Räucherschale durch das Haus gegangen bin, hatte ich immer das Gefühl von Schwere und Dunkelheit, die ich nicht erklären konnte.

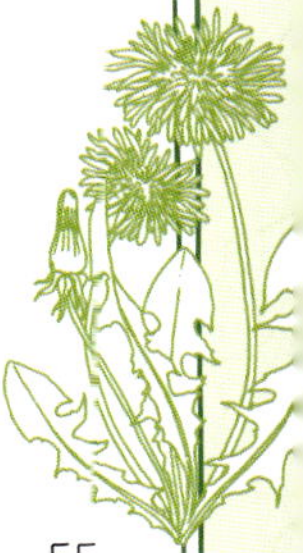

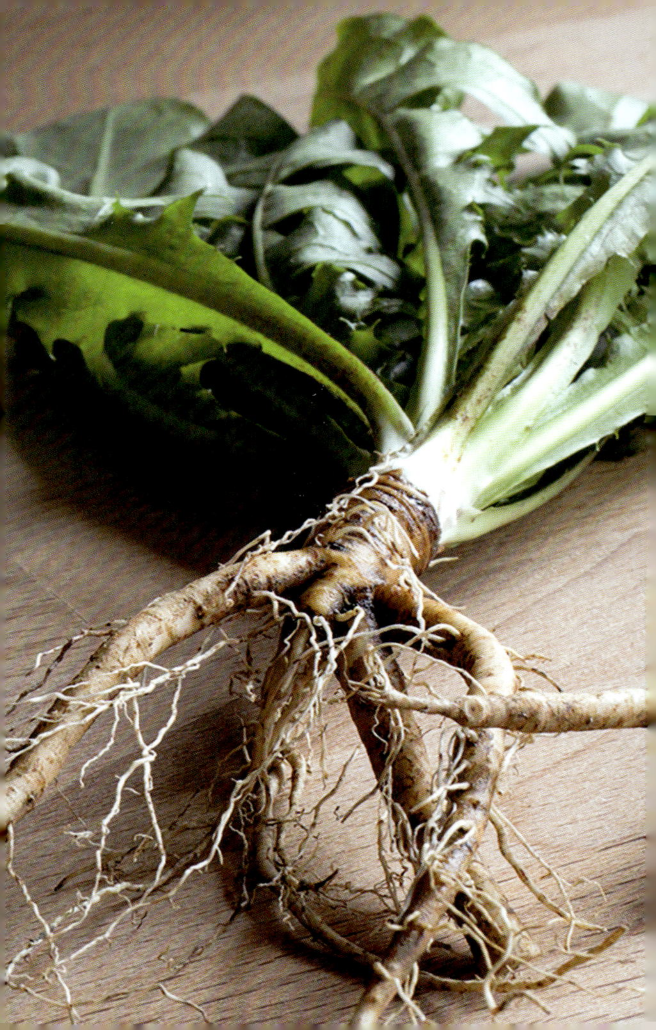

Als ich die Räucherung abgeschlossen hatte und die Reste der Kohle im Garten entsorgen wollte, fiel mir der Löwenzahn ins Auge: Diese kleinen „Sonnen“ waren über den ganzen Garten verteilt. Erst wusste ich nicht so recht, warum mir gerade heute der Löwenzahn so „sonnig und warm“ vorkam, aber dann habe ich begriffen, was er mir sagen wollte … Schnell hatte ich einen Löwenzahn mitsamt einem Wurzelstück auf meine Kohle gelegt und bin nochmals durch das Haus gegangen – und siehe da, es war, als ob man ein Fenster aufgemacht hätte und die Sonne selbst wäre in die Räume gekommen.

Auch die Bewohner des Hauses haben den Unterschied gemerkt und konnten „die Sonne im Herzen“ wieder spüren. Heute weiß ich, was ich tun kann, wenn ein Haus oder ein Klient die Sonne in seinem Herzen nicht mehr finden kann. Der Löwenzahn hat seitdem in meinem Räucherkoffer einen festen Platz!

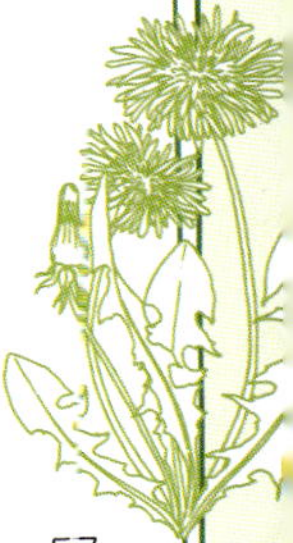

Astrologie und Pflanzenkunde

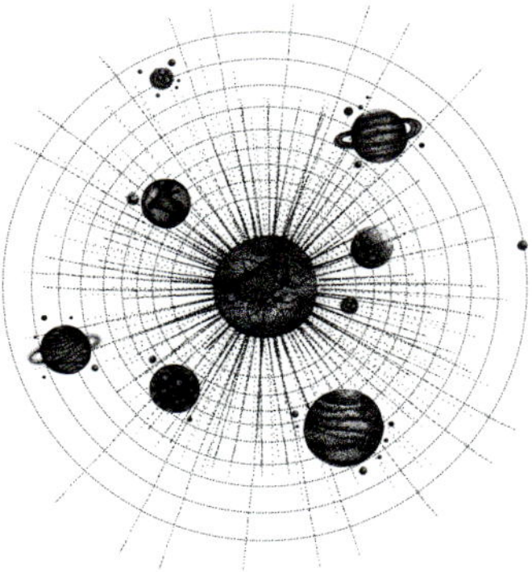

Die Verknüpfung der Astrologie mit der Pflanzenkunde spielt in unserer abendländischen Tradition schon von jeher eine wichtige Rolle. Nach Überlieferungen vetrat schon der griechische Weise Hermes Trismegistos die Auffassung, dass die Welt im Großen eine Spiegelung der Welt im winzig Kleinen ist: „Wie oben so unten, wie unten so oben." Ein Beispiel zur Veranschaulichung:

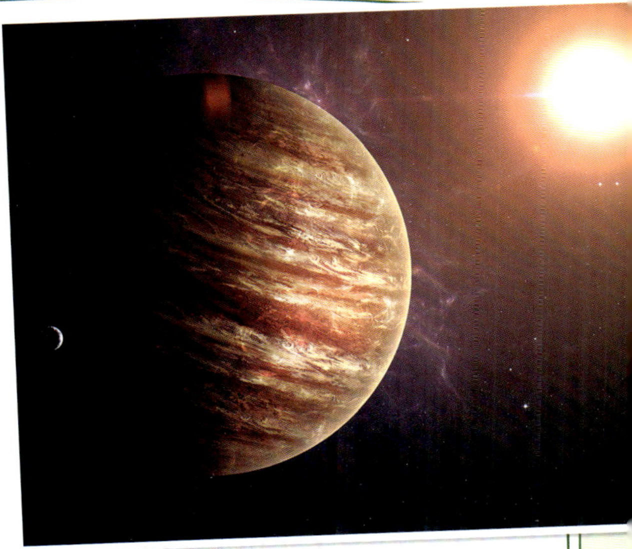

Stellen Sie sich einen Planeten im Weltall vor, der von einem oder mehreren Monden begleitet wird. Dieses Bild gleicht einem Atom, das von Protonen und Elektronen umkreist wird. Aber was bedeutet das für den Löwenzahn und seine Wirkung auf den Menschen?

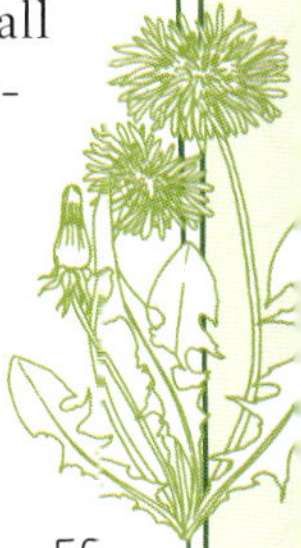

Der Löwenzahn hat zwei Gestirne an seiner Seite. Da ist als Erstes der Jupiter: Zu ihm gehören Phantasie, Großzügigkeit und Dominanz, sein Element ist die Luft.

Jupiter gilt als phantasievoll, gesprächig und optimistisch. Als negative Eigenschaften werden ihm Unbeständigkeit, Rücksichtslosigkeit und Ausschweifungen zugeschrieben, wozu der Löwenzahn mit seinen stoffwechselanregenden Inhaltsstoffen ja sehr gut passt … Als zweites Gestirn kommt noch die Sonne hinzu, die für uns Qualitäten wie z. B. Kraft, Feuer und Vitalität symbolisiert.

Diese Signatur sehen wir im Löwenzahn deutlich: Seine unbändige Lebenskraft, das Sonnenfeuer widergespiegelt in der goldgelben Blüte und die Vitalität, noch aus dem kleinsten Stück Wurzel wieder neues Leben entstehen zu lassen.

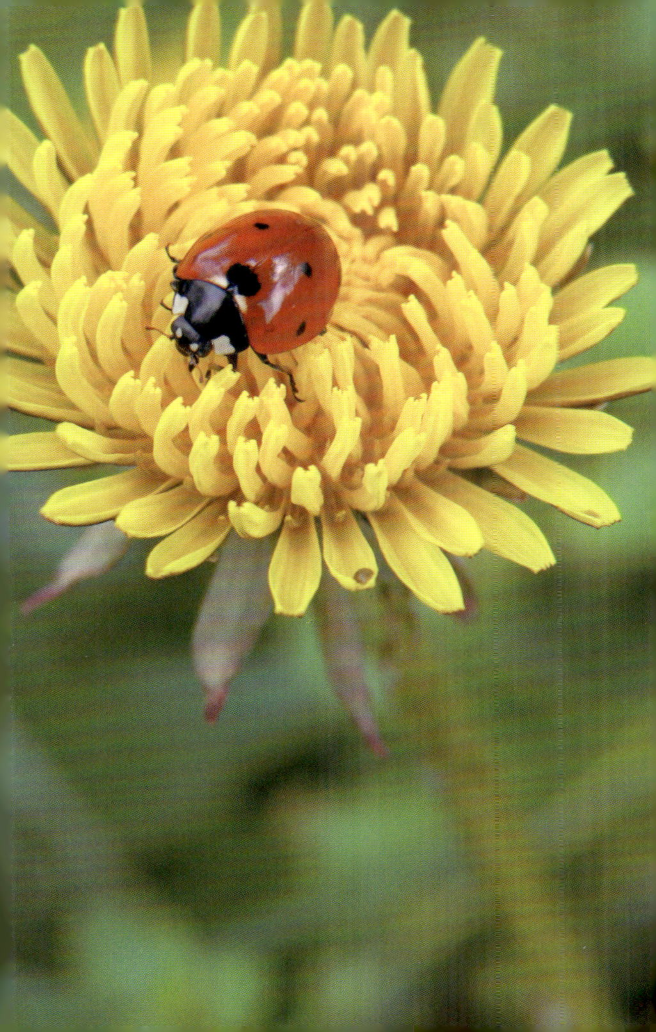

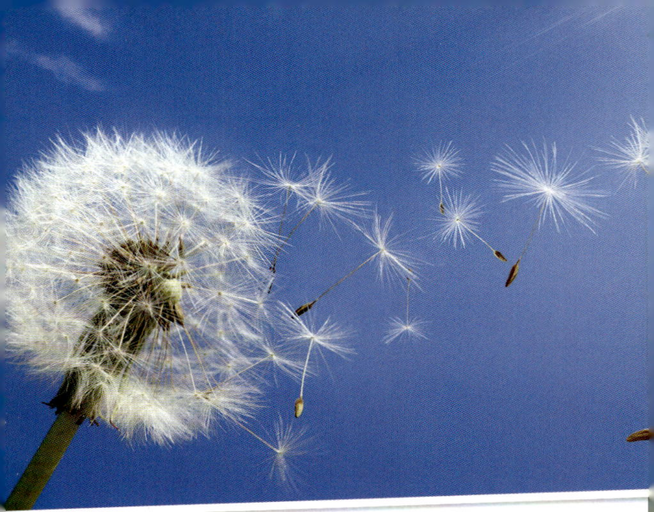

Schwebende Zukunft

Habt ihr einen Kummer in der Brust
Anfang August
seht euch einmal bewusst an,
was wir als Kinder übersahn.

Da schickt der Löwenzahn
seinen Samen fort in die Luft.
Der ist so leicht wie Duft

und sinnreich rund umgeben
von Faserstrahlen, zart wie Spinnenweben.

Und er reist hoch über euer Dach,
von Winden, schon vom Hauch gepustet.
Wenn einer von euch hustet,
wirkt das auf ihn wie Krach,
und er entweicht.

Luftglücklich leicht.
Wird sich sanft wo in Erde betten.
Und im Nächstjahr steh'n
dort die fetten, goldigen Rosetten,
Kuhblumen, die wir als Kind übersehn.

Zartheit und Freimut lenken
wieder später deren Samen Fahrt.
Flöge doch unser aller Zukunftsdenken
so frei aus und so zart.

Joachim Ringelnatz
(1883–1934)

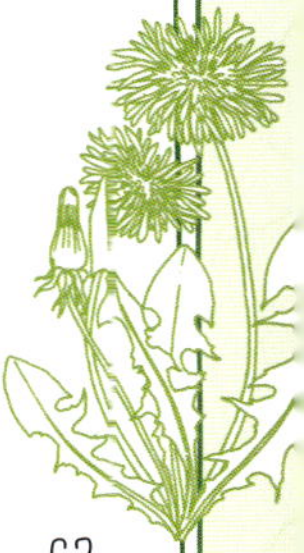

Genehmigte Lizenzausgabe
tosa GmbH
Industriestraße 19
64407 Fränkisch-Crumbach 2022
www.tosa-verlag.de

Idee und Projektleitung: Sonja Sammüller
Layout, Satz und Umschlaggestaltung:
design cat GmbH

ISBN 978-3-86313-080-0

Druck und Bindung in der EU
POLYGRAF PRINT spol. s r. o.
Čapajevova 44
08001 Prešov, Slowakei
www.polygrafprint.sk

Der Inhalt dieses Buches wurde von Autor und Verlag sorgfältig erwogen und geprüft. Es kann keine Haftung für Personen-, Sach- und/oder Vermögensschäden übernommen werden.

Bildnachweis:
picture alliance: picture alliance/ Bildagentur-online U2

Shutterstock: Aleksandar Dickov 53; Anna Grigorjeva 4; ArtCookStudio 35; Barbara Neveu 50; Belinka 54; Bildagentur Zoonar GmbH U4, 20; Brent Hofacker 45; BUSINESS-CREATIONS 29; Chamille White 42; Chinnapong 31; Dn Br U3; ElenaSchweitzer 44; George_C U1; geraria Cover,3, 5, 7, 9, 10, 11, 12, 13, 17, 18, 19, 20, 21, 23, 24, 25, 27, 29, 31, 33, 35, 37, 39, 43, 45, 49, 53, 55, 57, 59, 63; iravgustin 26; kaprik 17; Kaspars Grinvalds 41; Kostiantyn Ablazov 47; kraichgaufoto 30; Anna Grigorjeva 5; Madeleine Steinbach 19–56; Maren Winter 4; Matthew J Thomas 11; nada54 48; opicobello 14; osoznanie-jizni 38; Romolo Tavani 62; Roxana Bashyrova 8; Solomatina Julia 3, 7, 9, 11, 13, 17, 19, 21, 23, 25, 27, 29, 31, 33, 35, 37, 39, 41, 43, 45, 49, 53, 55, 57, 63; TwilightArtPictures U4, 51; unpict 22; Vadim 59

Alle weiteren Bilder von design cat GmbH